BEI GRIN MACHT SICH IHR WISSEN BEZAHLT

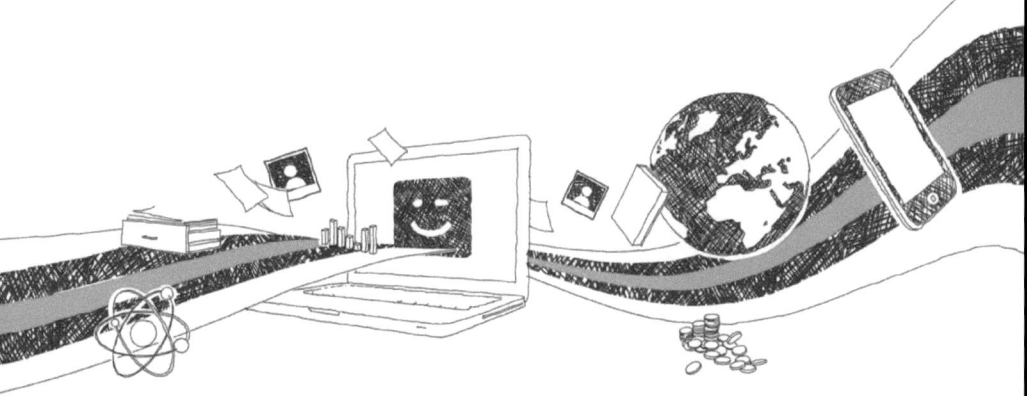

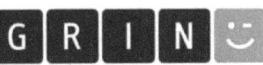

Rüdiger Wittmann

Ausgabenprofile in der GKV im Lebenslauf: empirische Befunde, epidemiologische Kontroversen und sozialversicherungsökonomische Konsequenzen

GRIN Verlag

Bibliografische Information der Deutschen Nationalbibliothek:

Die Deutsche Bibliothek verzeichnet diese Publikation in der Deutschen National-
bibliografie; detaillierte bibliografische Daten sind im Internet über http://dnb.d-
nb.de/ abrufbar.

Dieses Werk sowie alle darin enthaltenen einzelnen Beiträge und Abbildungen
sind urheberrechtlich geschützt. Jede Verwertung, die nicht ausdrücklich vom
Urheberrechtsschutz zugelassen ist, bedarf der vorherigen Zustimmung des Verla-
ges. Das gilt insbesondere für Vervielfältigungen, Bearbeitungen, Übersetzungen,
Mikroverfilmungen, Auswertungen durch Datenbanken und für die Einspeicherung
und Verarbeitung in elektronische Systeme. Alle Rechte, auch die des auszugsweisen
Nachdrucks, der fotomechanischen Wiedergabe (einschließlich Mikrokopie) sowie
der Auswertung durch Datenbanken oder ähnliche Einrichtungen, vorbehalten.

Impressum:

Copyright © 2004 GRIN Verlag GmbH
Druck und Bindung: Books on Demand GmbH, Norderstedt Germany
ISBN: 978-3-656-49879-7

Dieses Buch bei GRIN:

http://www.grin.com/de/e-book/109417/ausgabenprofile-in-der-gkv-im-lebenslauf-
empirische-befunde-epidemiologische

GRIN - Your knowledge has value

Der GRIN Verlag publiziert seit 1998 wissenschaftliche Arbeiten von Studenten, Hochschullehrern und anderen Akademikern als eBook und gedrucktes Buch. Die Verlagswebsite www.grin.com ist die ideale Plattform zur Veröffentlichung von Hausarbeiten, Abschlussarbeiten, wissenschaftlichen Aufsätzen, Dissertationen und Fachbüchern.

Besuchen Sie uns im Internet:

http://www.grin.com/

http://www.facebook.com/grincom

http://www.twitter.com/grin_com

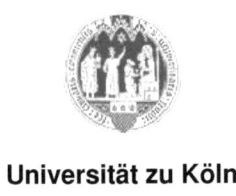

Universität zu Köln

Seminar für Sozialpolitik

Hauptseminar im WS 2004/05

Seminararbeit zu Thema Nr. 8:

Ausgabenprofile in der GKV im Lebenslauf: empirische Befunde, epidemiologische Kontroversen und sozialversicherungsökonomische Konsequenzen

Vorgelegt von:

Rüdiger Wittmann

Köln, den 16.12.2004

Inhalt

1. Einleitung

„Im statistischen Querschnitt für ein Jahr zeigt sich [...], dass mit dem Alter die Pro-Kopf-Ausgabe zunehmen, das 'Ausgabenprofil' also eine Steigung aufweist."[1]

Diese profane Aussage trägt der Tatsache Rechnung, dass – im Querschnitt – ältere Versicherte der Gesetzlichen Krankenversicherung (GKV) höhere Gesundheitskosten verursachen als jüngere. Es ist augenscheinlich, dass Krankheits- und Pflegerisiken mit zunehmendem Alter steigen, von daher können damit zusammenhängende steigende Gesundheitsleistungen und Kosten nicht verwundern.

Betrachtet man die durchschnittlichen Pro-Kopf-Ausgaben jedoch im Zeitverlauf, so muss festgestellt werden, dass die beobachtete Steigung der Ausgabenprofile im Laufe der Jahre größer geworden ist – man spricht von einer Versteilerung der Ausgabenprofile.[2] Vor diesem Hintergrund und mit dem Wissen um eine steigende Lebenserwartung wird häufig angenommen, dass sich die ausgabenseitigen Probleme der GKV zukünftig verschärfen werden.

Von Interesse ist die Frage nach den Determinanten der Ausgabenprofile – finden sich unter ihnen beeinflussbare Größen, so kann es möglich sein, prognostizierten Trends entgegenzuwirken und die Ausgabenseite der gesetzlichen Krankenversicherung nachhaltig zu entlasten.

Ziel dieser literaturbasierten Arbeit ist es, ein realistisches Bild der Gesundheitssituation der älteren Versicherten zu zeichnen (empirische Befunde), die Grundlagen aktueller Prognosen zu beleuchten (epidemiologische Kontroversen) und auf mögliche Handlungsalternativen zu verweisen (sozialversicherungsökonomische Konsequenzen). Damit hält sich die Gliederung an die Vorgabe des Titels. Eine kritische Würdigung schließt diese Arbeit ab.

---

[1] Vgl. Wasem / Hessel / Gress (2004), S. 117f.
[2] Vgl. Buchner / Wasem (2000), S. 3.

2. Grundlagen

2.1. Gesetzliche Krankenversicherung (GKV)

Bei der umlagefinanzierten gesetzlichen Krankenversicherung handelt es sich neben der Arbeitslosen-, Unfall-, Renten- und Pflegeversicherung um einen der fünf Pfeiler des sozialen Sicherungssystems in Deutschland. Ihre Aufgabe liegt in der Wiederherstellung, Erhaltung und Verbesserung der Gesundheit ihrer Mitglieder.[3] Mit ca. 70,3 Millionen Mitgliedern erreicht sie eine Abdeckung von über 85% der Wohnbevölkerung.[4]

Ihre Einnahmen beziehen die gesetzlichen Krankenkassen durch von Arbeitnehmern und Arbeitgebern paritätisch finanzierte Beiträge. Der Beitragssatz variiert zwischen den Kassen leicht und liegt derzeit bei durchschnittlich etwa 14% des Bruttoerwerbseinkommens ihrer Mitglieder. Nicht-erwerbstätige Ehepartner und Kinder der Mitglieder können beitragsfrei mitversichert werden.

Die Versicherten besitzen Wahlfreiheit zwischen einzelnen Krankenkassen und somit ein Recht zum Wechsel, wodurch eine Wettbewerbssituation zwischen den Versicherern besteht. Die Kassen ihrerseits sind verpflichtet, die Betreffenden aufzunehmen (Kontrahierungszwang).

Um das durch die jeweilige Versichertenstruktur einzelner Kassen bedingte Finanzierungs- und Ausgabenrisiko zu beschränken, wurde im Jahr 2002 der so genannte Risikostrukturausgleich (RSA) eingeführt, der ab 2007 durch einen erweiterten – morbiditätsorientierten – RSA abgelöst werden soll.[5] Im Zusammenspiel von Wahlfreiheit, Kontrahierungszwang und dem RSA kann von einem „solidarischen Wettbewerb" gesprochen werden.

Unabhängig von der geleisteten Beitragshöhe genießen sämtliche GKV-Mitglieder das Recht auf alle in einem einheitlichen Leistungskatalog festgelegten medizinischen Leistungen, sofern sie ihrer bedürfen (Sachleistungs- und Bedarfsprinzip).

---

[3] Vgl. § 1, Satz 1, SGB V.
[4] Vgl. BMGS (2004). Stand: Juni 2004.
[5] Dieser wird die bisherigen indirekten Morbiditätskriterien wie Alter und Geschlecht um direkte Kriterien erweitern, um die tatsächliche Risikostruktur einzelner Krankenkassen besser abbilden zu können und die Risikoselektion von Kassenseite zu minimieren. Der RSA kann als eine Art „Ausgleichsfond" angesehen werden.

4

Die aktuellen Hauptprobleme der gesetzlichen Krankenversicherung, auf die später noch näher eingegangen werden soll, liegen – grob gesprochen – sowohl bei derzeit sinkenden Einnahmen, als auch bei gleichzeitig steigenden Ausgaben.

2.2. Ausgabenprofile

Unter dem Ausgabenprofil der GKV-Mitglieder versteht man die grafische Darstellung jährlicher alterspezifischer Gesundheitsausgaben bezogen auf einen Versicherten. Typischer Weise werden diese Ausgaben separiert nach Geschlechtern ausgewiesen. Die Betrachtung könnte also interpretiert werden als die gemittelten Kosten, die ein (weibliches oder männliches) GKV-Mitglied in verschiedenen Abschnitten seines Lebenslaufes verursacht. Genau genommen handelt es sich jedoch um eine zeitpunktbezogene Bestandsaufnahme der Kostensituation einzelner Alters- bzw. Jahrgangsgruppen.

Die jährlich personenbezogen anfallenden Kosten werden versicherungsmathematisch häufig etwas unpassend auch als „Kopfschäden" bezeichnet.[6]

Wie bereits erwähnt, ist bekannt, dass Alter und Gesundheitsausgaben (mit Ausnahme des ersten Lebensjahres[7]) positiv miteinander korreliert sind und dass mit zunehmendem Alter die durchschnittlichen Ausgaben pro Jahr ansteigen. Im Folgenden interessiert eine Beschreibung verschiedener Einflussfaktoren auf diesen Verlauf und die Überlegung, ob solche Faktoren durch gesundheitspolitische Maßnahmen grundsätzlich beeinflussbar sind.

---

[6] Vgl. Buchner / Wasem (2000), S. 3.
[7] Vgl. Wasem / Hessel (2003), S. 9.

3. Empirische Befunde

3.1. Determinanten altersabhängiger Ausgaben

Der Grund für die weite Streuung der tatsächlichen Gesundheitsausgaben im Einzelfall findet sich in der Abhängigkeit dieser Ausgaben von einem breiten Spektrum an Einflussfaktoren, die hier vorgestellt werden sollen. In diesem Zusammenhang besonders interessant ist die Identifizierung veränderbarer Größen, mit Hilfe derer die zukünftige Entwicklung der Ausgabenprofile zwar nicht voll gesteuert, jedoch positiv beeinflusst werden kann.

Wie sich bei einer geschlechterspezifischen Betrachtung zeigt, verursachen Männer und Frauen im Lebensverlauf unterschiedliche Kosten. In der Altersgruppe der unter 54-jährigen liegen die durchschnittlichen Behandlungskosten für Frauen über denen der Männer. In den höheren Altersgruppen ist die Behandlung für Frauen durchschnittlich „günstiger".[8] Gründe hierfür liegen vor allem in den Kosten für Schwangerschaften und Geburten, in der gynäkologischen Vorsorge und einer Häufung geschlechtsspezifischer (gutartiger wie bösartiger) Neubildungen.

Hauptfaktor für die Entstehung von Gesundheitsausgaben ist augenscheinlich das Vorliegen von Erkrankungen und die damit verbundene Inanspruchnahme von medizinischen Leistungen. „Die durchschnittliche Erkrankungswahrscheinlichkeit für bestimmte akute und die meisten chronischen Erkrankungen nimmt mit dem Alter zu."[9] In diesem Zusammenhang lohnt sich eine differenziertere Betrachtung: Zum einen lässt sich für ein steigendes Alter eine Zunahme chronisch-degenerativer Erkrankungen bescheinigen[10], die stark gehäuft im hohen und sehr hohen Alter auftreten und in aller Regel bis zum Lebensende therapiebedürftig bleiben.[11] Besonders hervorzuheben sind hierbei rheumatische Erkrankungen, die koronare Herzkrankheit, die periphere arterielle Verschlusskrankheit, Apoplex, Diabetes mellitus vom Typ II und

---

[8] Vgl. Kruse et al (2003), S. 22.
[9] Vgl. Wasem / Hessel (2003), S. 4.
[10] Vgl. Kruse et al (2003), S. 20f.
[11] Vgl. Kruse et al (2003), S. 60.

Demenzerkrankungen[12] aber auch Erkrankungen der Atmungsorgane und bösartige Neubildungen. Wichtig ist die Feststellung, dass ein Teil dieser kostenintensiven[13] „typischen Alterserscheinungen" nicht unvermeidbar ist. So schätzt beispielsweise Wiesner, dass „mit dem Alter verbundene Vorgänge" in bis zu 70% beeinflussbar sind.[14] Diese Beeinflussbarkeit ist ein wesentlicher Grund für die interpersonell extrem unterschiedliche Gesundheits- und Ausgabensituation.

Des Weiteren kann beobachtet werden, dass sich im Alter chronische Krankheiten häufig parallel manifestieren und das Leben der Betroffenen teilweise erheblich beeinträchtigen. Davon abgesehen steigern solche Multimorbiditäten auch die Aufwendungen für medizinische Leistungen. Auch dieser Punkt erklärt sowohl die mit dem Alter durchschnittlich steigenden persönlichen Ausgaben als auch ihre beträchtliche Varianz in der Einzelbetrachtung.

Nicht zuletzt bestimmen nicht die Erkrankungen an sich, sondern die daraus resultierenden unterschiedlichen Inanspruchnahmen medizinischer Leistungen die Kostenentstehung. Daraus ist abzuleiten, dass unterschiedliches Angebots- und Nachfrageverhalten bei Gesundheitsgütern auch zu unterschiedlichen Ausgaben führt. Dieser Sachverhalt soll zu einem späteren Zeitpunkt noch näher beleuchtet werden.

Einen weiteren sehr wesentlichen Faktor bilden die so genannten „Sterbekosten", bzw. der „Restlebenszeiteffekt". Bei der Betrachtung der Entstehung individueller Gesundheitsausgaben fällt auf, dass sich der mit dem Alter zu verzeichnende Kostenanstieg vor allem auf das letzte Jahr vor dem Tod des Versicherten (gleich welchen Alters) konzentriert.[15] Die Sterbekosten sinken zwar mit höherem Alter relativ ab, was jedoch durch die überproportional steigende Sterbewahrscheinlichkeit überkompensiert wird und letztlich die

---

[12] Vgl. Wasem / Hessel (2003), S. 4.
[13] So verursachen 20% aller Versicherten (meist Chroniker) ca. 80% der Ausgaben der GKV. Vgl. hierzu beispielsweise Lauterbach / Stock (2001), zitiert nach Kruse et al (2003), S. 28 oder TK-Spezial (2004).
[14] Vgl. Wiesner (2001), S. 61, zitiert nach Kruse et al (2003), S.26.
[15] Für Studien, die die Sterbekosten näher thematisieren vgl. Zweifel / Felder / Meier (1996) oder Busse / Schwartz / Krauth (1995), zitiert nach Buchner / Wasem (2000), S. 30.

durchschnittlichen Gesundheitsausgaben älterer Versichertengruppen höher werden lässt, als die junger.[16] Dennoch kann festgehalten werden, dass nicht zwangsweise das Alter an sich ein Kostentreiber sein muss. Vielmehr ist der medizinische Kampf gegen den Tod eine entscheidende Größe.

Bei einem gewissen Teil der im Alter entstehenden Gesundheitskosten handelt es sich bei genauer Betrachtung nicht um Ausgaben für Gesundheit im Sinne der Krankenversicherung. Diese sind Pflegekosten, die beispielsweise durch Fehleinweisungen in stationäre medizinische Einrichtungen entstehen.[17] Das Fehleinsweisungsproblem in der Akut-Geriatrie geht häufig auf strukturelle Mängel des ambulanten Systems zurück: So kommt es in einigen Fällen, in denen Patienten eigentlich einer (institutionellen oder wohnortgebundenen) medizinisch-pflegerischen Behandlung bedürfen, zu einer hausärztlichen Einweisung in ein Akutkrankenhaus[18] – damit zu einer Fehlplatzierung und in der Folge auch zu (mit dem alterskorrelierend steigendem Pflegerisiko) höheren „Fehlbuchungen" aus dem Wirkbereich des SGB XI in den der GKV hinein.

Neben den bisher aufgezählten biologischen und systemischen Faktoren, die die Höhe der Ausgabenprofile determinieren, existieren auch nicht zu unterschätzende Einflüsse durch psychologische und soziale Komponenten des Einzelnen. So bestimmen die im Laufe eines Lebens erworbenen Erfahrungen, das Wissen und die Fertigkeiten zu einem nicht geringen Teil die nötigen Daseinskompetenzen, um (körperliche wie geistige) Verluste, Einbußen und weitere Belastungen adäquat kompensieren zu können.[19] Unter Betrachtung eines „erweiterten Verständnisses von Gesundheit"[20] beeinflussen die zum einen so genannte „personalen Faktoren"[21] wie Ressourcen, Belastungen, Lebensweise und -einstellungen, zum anderen auch Schichtzugehörigkeit, soziale Netze oder umweltbedingte Stressfaktoren[22] das individuelle

---

[16] Vgl. Kruse et al (2003), S. 39.
[17] Vgl. Schulz-Nieswandt (1997), S. 51.
[18] Vgl. Görres (1997), S. 14, zitiert nach Schulz-Nieswandt (1997), S. 52. Dies sind jedoch nicht die einzig relevanten Determinanten der Fehleinweisungsproblematik.
[19] Vgl. Kruse et al (2002), S. 8.
[20] Vg. hierzu eine Auflistung von Kruse (1999), dargestellt in Kruse et al (2002), S. 11: „Aspekte eines erweiterten Verständnisses von Gesundheit".
[21] Vgl. Kruse et al (2002), S. 11f.
[22] Vgl. Wikipedia (2004).

Wohlbefinden und die Fähigkeit zu einem zufriedenen, sinnerfüllten Leben auch bei steigender psychischer und gesundheitlicher Belastung (Coping). Die einem Individuum zur Verfügung stehenden Bewältigungsstrategien (individuelle und kollektive Copingmechanismen) können helfen, Stressoren zu neutralisieren und sich somit positiv auf den Gesundheitszustand und die davon abhängigen Kosten auswirken.

Insgesamt wird klar, dass Krankheitsentstehung und Verlauf – nicht nur im Alter – als ein multifaktoriell bedingtes Geflecht angesehen werden müssen. Nicht alle dieser Faktoren sind fix vorherbestimmt oder unveränderbar. So erscheint es möglich, Erkrankungen präventiv vorzubeugen, sie in Zukunft durch Wandel der strukturellen Rahmenbedingungen besser und kosteneffektiver zu behandeln und ihre Folgen durch Ausnutzung der vielfach unterschätzten Rehabilitationspotenziale besser angehen zu können als dies momentan geschieht.[23]

3.2. Charakteristika der Ausgabenprofile

Bei einer Untersuchung altersabhängiger GKV-Ausgabenprofile stechen zwei grundlegende Sachverhalte bezüglich ihres Verlaufes ins Auge: ihre „Steilheit" und ihre „Versteilerung".

Zunächst die Darstellung der bereits mehrfach erwähnten Steilheit: Abgesehen von zwei „Ausgabengipfeln" (bei Neugeborenen und Frauen im Alter von ca. 25-35 Jahren) steigen die durchschnittlichen Aufwendungen für Gesundheit mit dem Lebensalter streng monoton an – ab einem Alter von ca. 50 Jahren geschieht dies besonders deutlich. Die Ausgaben für ältere Menschen liegen deutlich über denen für jüngere.[24] Vor dem Hintergrund der demografischen Entwicklung ist dies – selbst unter Annahme von in der Zukunft konstanten individuellen altersabhängigen Ausgaben (aber weiter progredientem medizinisch-technischem Fortschritt) – einer der Gründe für die prognostizierte Kostensteigerung im deutschen Gesundheitssystem. Durch die zahlenmäßig

---

[23] Vgl. Kruse et al (2002), S. 20.
[24] So sind die jährlichen Behandlungskosten mehr als fünf mal so hoch wie die für Kinder bis 14 Jahren.

9

absolute Zunahme[25] von Versicherten im dritten und vierten Lebensalter[26] werden Beitragssätze von 23 – 34% im Jahr 2040 vorhergesagt.[27]

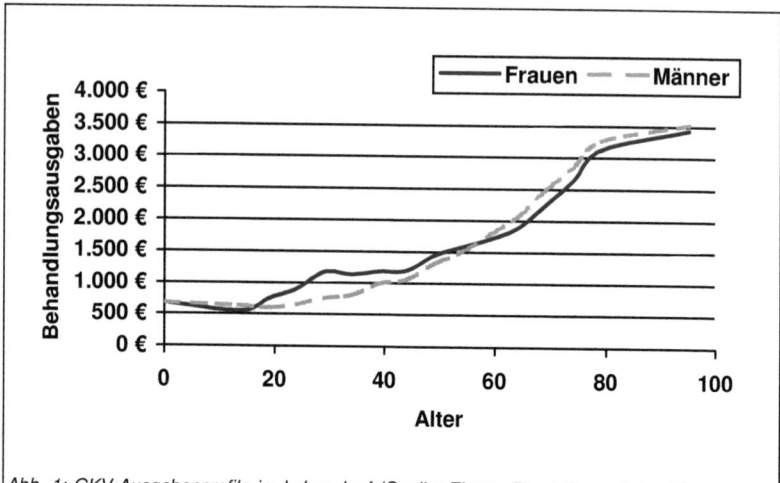

Abb. 1: GKV-Ausgabenprofile im Lebenslauf (Quelle: Eigene Darstellung; Daten übernommen aus Kruse et al (2003), S. 22. Datenbasis: Reschke / Jacobs (1994), S. 30f).

Ein zweiter Aspekt in der Untersuchung altersabhängiger Behandlungskosten ist die Tatsache, dass die Ausgaben im Zeitverlauf über die letzten Jahre und Jahrzehnte gewachsen sind, insbesondere aber, dass die Ausgaben für Alte offenbar deutlich stärker angestiegen sind als die für Junge.[28] Diese schneller wachsenden Ausgaben im Alter bezeichnet man – wie bereits erwähnt – bildlich gesprochen als „Versteilerung" der Ausgabenprofile.

Während es sich bei der Steilheit um eine statische Größe handelt, bezieht sich die Versteilerung auf dynamische Effekte. Es muss also Einflussfaktoren geben, die sich über den Lauf der Zeit so verändert haben, dass dies zu einer Veränderung der Struktur der Ausgabenprofile geführt hat. Für einen weiteren Anstieg der individuellen Ausgaben im Alter ergäbe sich ein – in bisherigen

---

[25] Vgl. Kruse et al (2003), S. 15: Laut Schätzung des Bundesministeriums für Familie, Senioren, Frauen und Jugend wird sich – bezogen auf das Jahr 2000 – die Anzahl der über 80jährigen mehr als verdoppeln, die Anzahl über 90jähriger sogar von 500.000 auf ca. 1.500.000 verdreifachen.
[26] Vgl. DZA (2004), S. 10: Das Deutsche Zentrum für Altersfragen gruppiert die 60 bis 80-85 jährigen in das dritte Lebensalter, Menschen über 80-85 in das vierte.
[27] Vgl. Kruse et al (2003), S. 34.
[28] Vgl. Buchner / Wasem (2000), S. 4.

Berechnungen kaum beachteter – neuer Faktor, der den Ausgabendruck im Lichte der demografischen Entwicklung weiter verschärfen könnte.

3.3. Mögliche Gründe für die Entwicklung

Vorweg bleibt zu bemerken, dass bezüglich der zu verzeichnenden individuellen Ausgabesteigerung im Alter vor allem höhere Aufwendungen im stationären Sektor und für Arzneimittel anfallen.[29] Ausschlaggebend für eine höhere Inanspruchnahme dieser Leistungen sind vornehmlich zwei Dinge: Der medizinisch-technische Fortschritt in Verbindung mit einer veränderten (zu hinterfragende) Motivation sowohl auf Seiten der Nachfrager und der Anbieter sowie ein veränderter kohortenspezifischer durchschnittlicher Gesundheitszustand, der – im Falle einer Verschlechterung – zu einer durchaus gerechtfertigten Steigerung der Inanspruchnahme führen würde.

Beim medizinischen Fortschritt ist zu differenzieren zwischen (eher kostensteigernden) Produktinnovationen (neue Diagnose- oder Behandlungsmethoden) und Prozessinnovationen, die bei gleichem Erfolg weniger Ressourcen binden und verbrauchen.[30] Während in Deutschland Prozessinnovationen häufig vernachlässigt werden, werden bevorzugt neuartige medizinische Leistungen in Behandlungen implementiert.[31] Die zunehmenden Möglichkeiten in der Medizin gepaart mit dem Wunsch diese auch maximal einzusetzen, sind der Hauptgrund für technologisch bedingt steigende Ausgaben.

Auf Nachfragerseite existiert der verständliche Wunsch nach einer bestmöglichen (aus dieser Sicht entspricht dies häufig der maximalen) Versorgung. Begünstigt wird dies zum einen oft durch unerreichbare Ansprüche an und Erwartungen in die Humanmedizin – unrealistischen „Heilserwartungen" von Seiten der Patienten und ihrer Angehörigen;[32] Zum anderen fehlt den Versicherten durch die volle Versicherungsdeckung das

---

[29] Vgl. Kruse et al (2003), S. 48.
[30] Vgl. Kruse et al (2003), S. 41.
[31] Vgl. Kruse et al (2003), S. 41.
[32] Vgl. Kruse et al (2003), S. 45.

Gefühl für das Knappheitsproblem des Systems[33] und somit ein Grund, ihr Nachfrageverhalten einzuschränken.[34]

Auch die anbietenden Akteure sind häufig motiviert, mehr Leistungen zu erbringen, als für eine optimale Versorgung nötig wären. Dies erklärt sich durch die teilweise vergütungsbedingte Profitorientierung der Ärzteschaft, aber auch durch das Bestreben, einem Patienten aus Gründen der Unsicherheit eine eigentlich indizierte Maßnahme nicht vorzuenthalten.

Ein Anbieter als homo oeconomicus wird bestrebt sein, seinen „Absatz" positiv zu beeinflussen (was durch die asymmetrische Informationsverteilung zwischen Patient und Arzt im Gesundheitswesen prinzipiell möglich ist[35]), sofern es ihm finanzielle Vorteile bringt. Dies ist vor allem durch den Anreiz zur Leistungsausdehnung bei der Einzelleistungsvergütung in der ambulanten Diagnose und Therapie und die Kostenerstattung für Arzneimittel (inklusive einer Gewinnspanne) für die Pharmaindustrie möglich.

Des Weiteren kommt es vor, dass ein Arzt einen Großteil oder alle ihm zur Verfügung stehenden Maßnahmen zur Anwendung bringt, um die Möglichkeit eines so genannten Alphafehlers zu minimieren. Aus Sorge um das Vorenthalten einer eigentlich nötigen Diagnose- oder Therapieform kommt es somit zu einer Überversorgung des Patienten. In diesem Zusammenhang spricht man auch von der „Alpha-Kampfkultur" von Ärzten, die aus den an sie gerichteten Erwartungen entstehen kann.[36]

Steigende Ausgabenprofile erklären sich also hier durch ein Zusammenwirken aus medizinisch-technischem Fortschritt, hohen Patientenerwartungen und einer Bereitschaft zur übersteigerten aber suboptimalen Versorgung durch die Anbieter.

Dennoch kann es nicht zielführend sein, den medizinischen Fortschritt generell zu behindern oder einzuschränken – geht mit ihm doch auch die Möglichkeit zur Kostensenkung (Prozessinnovationen) und dem Gewinn an Lebensqualität und Lebensdauer einher.

---

[33] Vgl. Kruse et al (2003), S. 32.
[34] Bezeichenbar als „dynamisches ex post moral hazard". Vgl. Zweifel / Eisen (2003), S. 296.
[35] Man bezeichnet diese Phänomen als „anbieterinduzierte Nachfrage".
[36] Vgl. Kruse et al (2003), S. 45.

Ein weiterer möglicher Grund für die bisherige Versteilerung der Ausgabenprofile könnte in der Entwicklung des Gesundheitszustandes älterer Versicherter gesehen werden. Eine Verschlechterung kohortenspezifischer Gesundheit über den Zeitverlauf wäre eine denkbare Erklärung für eine gestiegene Leistungsinanspruchnahme. Dementsprechend wird der aktuelle und der für die Zukunft prognostizierte Gesundheitszustand der Bevölkerung Inhalt der folgenden Betrachtungen sein.

3.4. Entwicklung des Gesundheitszustandes

Die Beurteilung der Entwicklung des Gesundheitszustandes älterer Generationen fällt widersprüchlich aus.

Einerseits hat über die vergangenen Jahrzehnte die Häufigkeit chronischer Erkrankungen in mittleren und hohen Altersgruppen deutlich zugenommen.[37] „Das Spektrum der Krankheiten in den westlichen Industrieländern hat sich in den letzten Dekaden quantitativ von den akuten zu den chronischen Erkrankungen stark verschoben.

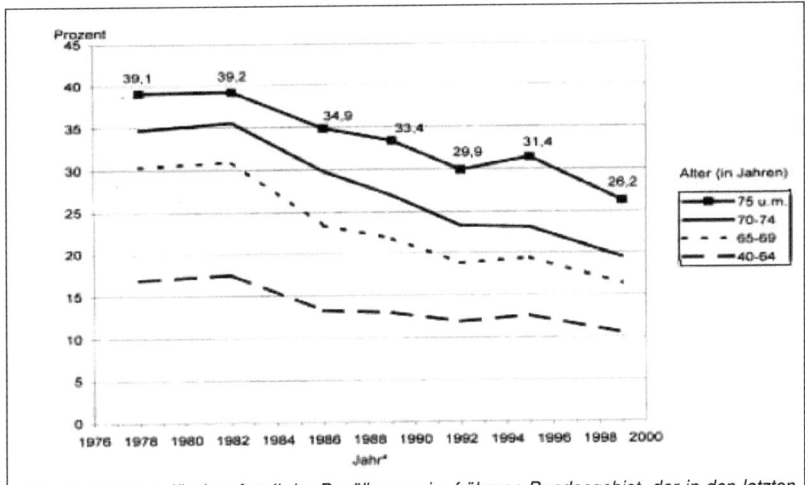

Abb. 2: Altersspezifischer Anteil der Bevölkerung im früheren Bundesgebiet, der in den letzten vier Wochen krank war. Quelle: BMFSFJ (2002), S. 146.

---

[37] Vgl. Verbrugge (1984), zitiert nach Wasem / Hessel (2003), S. 6.

Chronische körperliche Erkrankungen und damit verbundene funktionelle Einschränkungen steigen mit zunehmendem Alter stark an und führen zu einer überdurchschnittlich hohen Inanspruchnahme medizinischer Einrichtungen."[38] Besonders hervorzuheben sind an dieser Stelle Erkrankungen des Herz-Kreislauf-Systems, bösartige Neubildungen, Erkrankungen der Atmungsorgane, Diabetes mellitus und Demenzerkrankungen.[39]

Hieraus jedoch direkte Schlussfolgerungen für die kommenden Jahre zu ziehen, erscheint nicht zulässig. So lassen Befragungen nach dem subjektiven Befinden aller Altersgruppen[40] (vgl. Abb. 2) ebenso wie empirische Untersuchungen kohortenspezifischer objektiver Gesundheitsindikatoren[41] den Schluss zu, dass sich der allgemeine Gesundheitszustand der Bevölkerung bessert. Für eine Besserung des Zustandes spricht auch die Erhöhung der „aktiven Lebenserwartung" der Kohorten.[42] Demnach bestehen die durch die höhere Lebenserwartung gewonnenen Lebensjahre vor allem aus so genannten „aktiven Lebensjahren". Damit sind die Lebensjahre gemeint, in denen ein Mensch in der Lage ist, sein Leben aktiv, selbstständig und selbstverantwortlich zu führen. Ein erfülltes, aktives und gesundes Altern ist also nicht nur prinzipiell möglich, sondern wird mehr und mehr zur Realität.

---

[38] Vgl. BMFSFJ (2002), S. 163.
[39] Vgl. Kruse et al (2003), S 29.
[40] Vgl. BMFSFJ (2002), S. 145f.
[41] Vgl. hierzu: Svanborg / Bergström / Mellström (1982) & Stehen / Berg / Steen (1998), zitiert nach BMFSFJ (2002), S. 147.
[42] Vgl. Kruse et al (2003), S.26f.

4. Epidemiologische Kontroversen

Die eben aufgezeigten widersprüchlichen Annahmen über die zukünftige Entwicklung der Epidemiologie bilden auch die Grundlage zu zwei sich voneinander abgrenzenden Hypothesen. Beide, sowohl die Kompressions- als auch die Medikalisierungsthese gehen von den Ausgaben für chronische Erkrankungen als relevanter Größe aus, kommen allerdings aufgrund unterschiedlicher Annahmen die Entwicklung des Gesundheitszustandes betreffend zu abweichenden Prognosen über die zukünftig anfallenden Kosten.

4.1. Kompression versus Medikalisierung

4.1.1. Kompressionsthese

Die Kompressionsthese stützt sich auf den Sachverhalt der abnehmenden Krankheitszeit in den letzten Lebensjahrzehnten.[43] Dabei wird unterstellt, dass schwere Erkrankungen sich auf die direkten Jahre vor dem Tod verschieben bzw. komprimieren und hinzugewonnene Lebensjahre vor allem in Gesundheit verbracht werden. „Unter der Voraussetzung, dass der mögliche Zugewinn an Lebensjahren begrenzt ist, lässt sich folgern, dass durch Stärkung der Prävention die Ausgabenentwicklung positiv [...] beeinflusst werden kann".[44] Folgt man der These, so lassen sich durch präventive Maßnahmen im Lebenslauf hohe Ausgaben für chronische Erkrankungen senken bzw. bis kurz vor den Tod verschieben, wo sie dann in komprimierter Form auftreten. So ist es möglich, dass sich die Ausgabenprofile im Zeitverlauf verflachen können – abgesehen von einem sehr steilem Anstieg im hohen bis sehr hohen Lebensalter. Es besteht die Möglichkeit, dass die durchschnittlichen Gesamtkosten im Lebenslauf absinken, wenn die eingesparten Ausgaben in jüngeren Jahren genügend sinken und die „Mehrkosten" durch die prognostizierte höhere Lebenserwartung diese nicht übersteigen (Abb. 3). Zusätzlich muss beachtet werden, dass auch Mehrausgaben für Präventivmassnahmen anfallen, die in einer Gesamtkostenrechnung zu berücksichtigen sind. Anhaltspunkt für die Kompressionsthese sind unter

---

[43] Vgl. Wasem / Hessel (2003), S. 6.
[44] Vgl. Kruse et al (2003), S.21.

anderem die bereits erwähnten Indizien für eine Besserung des allgemeinen Gesundheitszustandes sowie die Ergebnisse einiger weiterer Studien.[45]

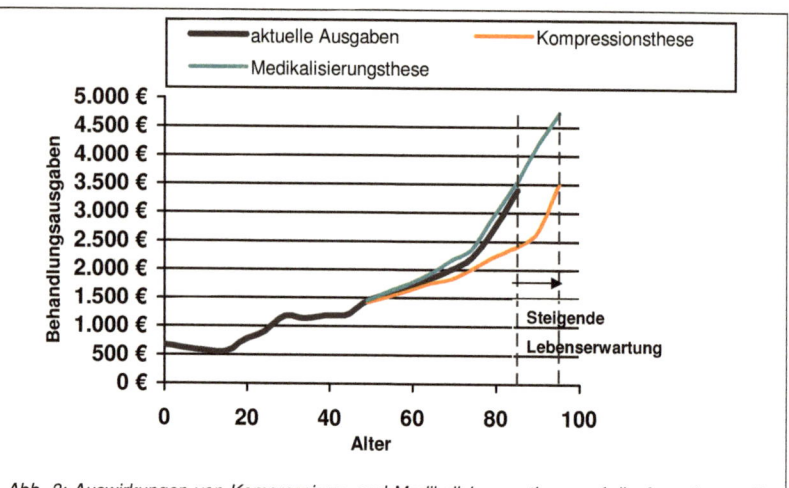

Abb. 3: Auswirkungen von Kompressions- und Medikalisierungsthese auf die Ausgabenprofile. Eigene Darstellung (hypothetische Daten).

4.1.2. Medikalisierungsthese

Vertreter der Medikalisierungsthese argumentieren, dass die gestiegene Lebenserwartung vor allem auf eine frühere Diagnostik und Therapie vorhandener Erkrankungen und verbesserter Sekundärprävention zurückzuführen ist, was den Krankheitsverlauf verlangsamt. Ihnen zu Folge steigt bei sinkender Mortalität einzelner Erkrankungen die Morbidität der Gesamtbevölkerung. Dieses scheinbare medizinische Paradoxon (eine Verschlechterung des Gesundheitszustandes als Folge einer Hochleistungsmedizin), erklärt sich durch ein Absinken der „Überlebensschwelle". Das bedeutet, dass durch gute Therapie die Überlebenschancen „schlechter Risiken" steigen und sich deren Lebenszeit in Krankheit verlängert.[46] Dies ist verbunden mit über alle Altersgruppen steigenden Gesundheitsausgaben, die im Alter zusätzlich ansteigen (Vgl. Abb.3).[47]

---

[45] Vgl. hierzu unter anderem Fries (1980, 1983) & Schulz / König / Leid (2000).
[46] Vgl. Ulrich (2003), S.10f.
[47] Vgl. Wasem / Hessel (2003), S. 6f.

4.1.3. Synthese: Bi-Modales Modell

Welches der beiden aufgezeigten Szenarien letztendlich der Wahrheit entspricht, ist ungewiss und umstritten. Empirisch konnte bislang noch keine der Thesen widerlegt werden, da es derzeit noch an kohortenspezifischen Längsschnittdaten mangelt.

Es scheint zutreffend, dass das Eintreten der einzelnen Annahmen schichtabhängig ist. So gilt die Kompressionsthese eher für die oberen, die Medikalisierungsthese eher für untere Einkommensschichten.[48] Insgesamt bleibt zu erwarten, dass sich Effekte beider Thesen in der Zukunft überlagern werden. Dieser Sachverhalt ist Grundlage für das Bi-Modale Modell.[49]

Unabhängig davon jedoch „kann die Krankheitskompression durchaus als eine Zieldimension [...] angesehen werden".[50] Hierfür sprechen zwei Gründe: Zum ersten ist es Aufgabe der Gesundheitspolitik bzw. der Gesetzlichen Krankenversicherung, den Gesundheitszustand der Bevölkerung zu bessern. Wenn dies – zum zweiten – zur Folge hat, dass die Gesamtausgaben sinken können, gibt es kein Argument, dass für die Vernachlässigung effektiver (und wirtschaftlicher) Präventions- und auch Rehabilitationsmaßnahmen spricht.

4.2. Beeinflussbarkeit relevanter Risiken

„In Deutschland leidet nahezu die Hälfte der Bevölkerung an einer chronischen Krankheit"[51], wobei zu betonen ist, dass es durch den akutmedizinischen Schwerpunkt von Forschung und Therapie bislang wenig Bemühen gibt, diese Erkrankungen durch präventive Maßnahmen bereits in ihrer Entstehung zu verhindern.[52]

Aus dem hier zu Grunde gelegten Gutachten von Schwartz et al (1999) wird jedoch ersichtlich, dass sich gerade diese sehr kostenintensiven Krankheiten durch eine verhaltensbezogene Risikomodifikation zum Teil erheblich positiv

---

[48] Vgl. Ulrich (2003), S.11f.
[49] Vgl. Deutscher Bundestag (2002), S.184, zitiert nach Ulrich (2003), S. 11.
[50] Vgl. Ulrich (2003), S.10.
[51] Vgl. Schwartz et al (1999), S. 7.
[52] Vgl. Schwartz et al (1999), S. 22.

beeinflussen lassen.[53] Erforderlich für einen Erfolg von Präventionsprogrammen ist vor allem ein Erreichen der Zielbevölkerung schon im jungen Erwachsenenalter, denn „the adults of today are the older people of tomorrow."[54]

Die zentrale methodische Vorgehensweise des oben genannten Gutachtens kann wie folgt zusammengefasst werden:

- Berechnung der Ausgaben für chronisch Kranke (auf Basis einer Stichprobe des Gesamtversichertenbestandes der Gmünder Ersatzkasse, der Krankenhausdiagnosestatistik und des GKV-Arzneimittelindexes)
- Identifikation präventiv beeinflussbarer chronischer Erkrankungen (durch Literaturrecherche in internationalen Datenbanken)
- Abschätzen eines erreichbaren Interventionspotenzials (approximative Schätzung und monetäre Bewertung)[55]

Als sowohl teure als auch potenziell beeinflussbare Krankheiten wurden (als wichtigste neben weiteren) die koronare Herzkrankheit (inklusive Herzinfarkten), arterielle Hypertonie, Apoplex, Diabetes, Depression, Alkoholabhängigkeit, Atemwegserkrankungen, Rückenbeschwerden und Osteoporose identifiziert[56] und ihnen im nächsten Schritt spezifische Risikofaktoren zugeordnet. Diese sind – hier unspezifisch aufgeführt – vor allem Hypertonie, Rauchen, Übergewicht, Diabetes, Hypercholesterinämie, Stress, Bewegungsmangel, starker Alkoholkonsum, der sozioökonomische Status und andere.[57]

---

[53] Dies bedeutet konkret: Der Krankheitsausbruch lässt sich verhindern oder verzögern, bzw. der Krankheitsverlauf sich mildern.
[54] Vgl. WHO (1998), zitiert nach Schwartz et al (1999), S. 21.
[55] Vgl. Schwartz et al (1999), S. 19f.
[56] Vgl. Schwartz et al (1999), S. 67f.
[57] Vgl. Schwartz et al (1999), S. 101f.

4.3. Potenziale der Prävention

Wie aus der vorangegangenen Aufzählung hervorgeht, beeinflussen sich die Risikofaktoren zum Teil gegenseitig bzw. können gleichzeitig als Risikofaktor für mehrere chronische Erkrankungen angesehen werden. Diese Effektüberschneidung sowie die Ungewissheit, zu welchem Grad die entsprechenden Risikofaktoren in der Realität gesenkt werden können (d.h. wie groß die so genannte „compliance" der Zielgruppe bzw. die „efficacy" der Maßnahmen ist) führen dazu, dass eine Bestimmung realistisch einsparbarer Kosten nur approximativ möglich ist. Ebenso ist es nicht möglich, die Potenziale für einzelne Erkrankungen additiv zu verknüpfen, um somit eine „Gesamtkostenreduktionsgröße" zu bestimmen.[58]

Dennoch wird für einzelne Interventionsmaßnahmen geschätzt, dass sich für jeweils spezifische Krankheitsbilder Einsparungen zwischen 87 Mio. und 2,9 Mrd. € jährlich realisieren lassen. Unter Berücksichtigung aller für eine Krankheit relevanter Risikofaktoren betragen die Reduktionspotenziale bis zu 4,8 Mrd. €.[59] Diese Zahlen gelten allerdings nur unter der Annahme eines sofort eintretenden Effektes. Die Kosten für die Interventionen sind bei dieser Rechnung nicht berücksichtigt.[60]

Risikofaktor / Präventionsansatz	Durch faktorspezifische Risikomodifikation einsparbar
Ischämische Herzkrankheiten	
Cholesterin	2.90 Mrd. €/Jahr
Blutdruck	1.14 Mrd. €/Jahr
Herzinfarkt	
Cholesterin	0.51 Mrd. €/Jahr
Stressmanagement	0.47 Mrd. €/Jahr
Cholesterin, Rauchen, Gewichtskontrolle, Blutdruck, Bewegung	0.53 Mrd. €/Jahr

Abb. 4: Einsparungspotenziale bei Durchblutungsstörungen der Herzkranzgefässe durch verhaltensbezogene Risikomodifikation. Quelle: Kruse, A. et al (2003): Kostenentwicklung im Gesundheitswesen: Verursachen ältere Menschen höhere Gesundheitskosten? S.88 (modifiziert).

---

[58] Vgl. Schwartz et al (1999), S. 23.
[59] Vgl. Schwartz et al (1999), S. 23. DM-Werte mit dem Faktor 0.511 in € umgerechnet.
[60] Vgl. Schwartz et al (1999), S. 23.

Exemplarisch für ischämische Herzerkrankungen (darunter dem Herzinfarkt) zeigt Abb. 4 die Kostenreduktionspotenziale für einzelne Interventionsmaßnahmen bzw. Risikofaktoren. Die Höhe der errechneten Werte macht deutlich, dass – solange die Kosten für die Intervention selbst niedriger ist als die realisierten Einsparungen – die Gesamtkosten für chronische Erkrankungen sinken kann. Somit scheint auch eine zukünftige Verflachung der Ausgabenprofile, zumindest aber ein Zügeln der Versteilerung, nicht unmöglich. Erreichbar kann dieses Ziel aber nur bei einer frühzeitigen und konsequenten Implementierung kosteneffektiver Präventionsmaßnahmen in allen Lebensphasen sein.

5. Sozialversicherungsökonomische Konsequenzen

Die Problematik der Nachhaltigkeit der Finanzierung der GKV geht bei Weitem über die zukünftige Entwicklung der Ausgabenprofile der Versicherten hinaus. Nicht steigende Gesundheitsausgaben für Ältere gefährden die Finanzierbarkeit in den nächsten Jahrzehnten. Vielmehr ergibt sich das Problem aus dem Zusammenwirken von steigenden Gesundheitsausgaben für zahlenmäßig mehr Ältere bei gleichzeitig sinkender Zahl an Erwerbspersonen (demografisch und arbeitsmarktseitig bedingt) und damit sinkenden Einnahmen. Die Pro-Kopf-Belastung der jeweils finanzierenden Generation (Beitragssätze) würde sich in diesem Falle (bei vorausgesetzt konstanter Entwicklung) bis zu einer Grenze steigern, die die Akzeptanz des Generationenvertrages und das System als solches bedrohen könnte.[61]

Neben einer Verbreiterung der Finanzierungsbasis[62] zur leistungsgerechten Erweiterung der Einnahmen wird daher häufig eine Ergänzung des Umlageprinzips um eine Kapitaldeckungskomponente bzw. die völlige Umstellung auf ein Kapitaldeckungsmodell diskutiert.[63]

---

[61] Buchner / Wasem (2000), S. 33f.
[62] Vgl. etwa das Modell einer „Bürgerversicherung" mit Ausweitung der Bemessungsgrundlage auf Kapitaleinkünfte und Einschluss von Beamten, „Besserverdienern" und Selbständigen.
[63] Vgl. Wasem / Hessel (2003), S. 21f.

Ebenso stehen das Sachleistungsprinzip, Änderungen bei Zuzahlungen und Selbstbehalten und Modifikationen des Leistungskataloges bzw. dessen Unterteilung in Grund- und Zusatzleistungen zur Debatte.[64]

Diese zum Teil tief greifenden Systemreformansätze können und sollen an dieser Stelle jedoch nicht weiter erörtert werden.
Bezogen auf die hier thematisierten Ausgabenprofile interessieren vor allem Maßnahmen, die bei ansonsten gleichem System ihr weiteres Ansteigen potenziell bremsen oder umkehren zu können.

Da sich in unserer Gesellschaft eine Rationierung der Gesundheitsleistungen ethisch-moralisch verbietet, ist ein Dämpfen des Ausgabenanstieges über zwei Ansätze möglich.
Zum einen über die langfristige Verbesserung des allgemeinen Gesundheitszustandes der Bevölkerung (mit dem Ziel, eine tatsächliche Kompression der Gesundheitsausgaben zu erreichen), zum anderen über die Nutzung der im System vorhandenen Effizienzreserven und damit verbunden über den Abbau von Fehl- und Überversorgung bei gleichzeitig gebotener Reduktion der Unterversorgung.

Wie in dieser Arbeit gezeigt wurde, gibt es in der Tat große Potenziale zur Gesundheitsverbesserung über eine konsequente Implementierung präventiver Maßnahmen. Ähnlich muss hier auf die Möglichkeiten der häufig unterschätzten Rehabilitation bzw. der Rehabilitationspotenziale[65] und die mögliche Stärkung der Daseinskompetenzen älterer Menschen hingewiesen werden, auf die im Rahmen dieses Textes nur am Rande eingegangen wurde.

Kostensenkung bei gleich bleibender oder verbesserter Qualität der Versorgung erhofft man sich durch zum einen eine Optimierung der Schnittstellen zwischen ambulanter, stationärer, Akut- und Rehabilitationsversorgung sowie zwischen Akutversorgung und Pflege. Eine Möglichkeit der Verbesserung der Behandlungspfade stellt die so genannte integrierte Versorgung dar. Ansätze

---

[64] Vgl. Wasem / Hessel (2003), S. 20ff.
[65] Vgl. Kruse et al (2002), S. 21.

wie etwa die Stärkung des Hausarztes in seiner Funktion als „Lotse" oder die Öffnung (von Teilen) des ambulanten Sektors für Krankenhäuser[66] stellen erste Formen der Umsetzung dar, um die Effizienz des Systems zu steigern und beispielsweise die weiter oben beschriebene Problematik der Fehleinweisungen zu mildern.

Eine weitere Forderung im Hinblick auf Fehl-, Unter- und Überversorgung ist die nach einer stärkeren Implementierung evidenzbasierter Medizin[67] und einem optimierten „Health-Technology-Assesment"[68]. Beides sind Ansätze, die die Qualität der Versorgung steigern und Kosten teilweise senken können.
Momentan erscheint beides nicht ausreichend umgesetzt zu werden, wird zukünftig aber in jedem Fall eine stärkere Beachtung finden müssen.[69]

---

[66] Wasem / Hessel (2003), S. 31.
[67] Orientierung medizinischen Handelns auf Basis bestmöglicher Evidenz.
[68] Neue Leistungen werden im Hinblick auf medizinische Notwendigkeit, diagnostischen bzw. therapeutischen Nutzen und Wirtschaftlichkeit hin untersucht und in Abhängigkeit von diesen Kriterien zugelassen. Auch schon zugelassene Leistungen müssen sich der Untersuchung stellen und können gegebenenfalls aus dem Leistungskatalog gestrichen werden.
[69] Wasem / Hessel (2003), S. 22f.

6. Schlussbemerkungen

Die Hauptaussage, die nach Betrachtung der Ausgabenprofile im Lebenslauf getroffen werden kann, ist, dass Alter und Gesundheitsausgaben zwar positiv korreliert sind, jedoch vor allem auch, dass das Alter mitnichten die entscheidende Determinante darstellt. Der Verlauf und die zukünftige Entwicklung der altersabhängigen Gesundheitsausgaben sind multifaktoriell bedingt und als solche auch durch viele Faktoren beeinflussbar. Durchschnittliche Lebenserwartung, Morbidität, Sterbewahrscheinlichkeit, individuelle Risiken, Daseinskompetenzen und Erwartungen auf Patientenseite, „Erwartungserwartungen" und Arbeitsethos der Ärzte, der medizinisch-technische Fortschritt, die Verwirklichung präventiver und rehabilitativer Potenziale und die Systemstruktur mit ihren impliziten Anreizen sind letztlich als Ganzes entscheidend.

Alter und Altern kann nicht gleichgesetzt werden mit Krankheit und Leid – viele Indikatoren sprechen für die Möglichkeit eines gegenteiligen Bildes: Der Zugewinn an Lebenserwartung kann einhergehen mit einem deutlichen Zugewinn an Lebensqualität und Aktivität.
Voraussetzung für eine Realisierung vorhandener individueller Potenziale ist jedoch eine Abkehr vom akutmedizinisch orientierten Bild der Medizin und eine stärkere Hinwendung zu und Konzentration auf einen ganzheitlicheren, salutogenetischen Ansatz.

Letzten Endes stellt die in dieser Arbeit vorrangig betonte Stärkung der Prävention nur einen unter vielen möglichen Ansatzpunkten bei der zukünftigen Beeinflussung individueller Profile der Gesundheitsausgaben dar.
Dennoch: Selbst, wenn sich die finanziellen Potenziale in ihrer Höhe als überschätzt entpuppten, so sind trotzdem Prävention und Rehabilitation gangbare Wege, zweier der Hauptzielsetzungen der GKV näher zu kommen – nämlich den eingangs erwähnten Zielen der Erhaltung und Verbesserung des Gesundheitszustandes ihrer Versicherten.

Literaturverzeichnis

BMFSFJ (2002): Bundesministerium für Familie, Senioren, Frauen und Jugend: Vierter Bericht zur Lage der älteren Generation. Risiken, Lebensqualität und Versorgung Hochaltriger - unter besonderer Berücksichtigung demenzieller Erkrankungen. URL: http://www.bmfsfj.de/Kategorien/ Forschungsnetz/forschungsberichte,did=18370.html (Zugriff: 16.11.2004).

BMGS (2004): Bundesministerium für Gesundheit und soziale Sicherung: Gesetzliche Krankenversicherung Mitglieder, mitversicherte Angehörige, Beitragssätze und Krankenstand Monatswerte Januar bis Juni 2004. URL: http://www.bmgs.bund.de/downloads/KM1Monat.pdf (Zugriff: 3.11.2004).

Buchner / Wasem (2000): Buchner, F. / Wasem, J.: Versteilung der alters- und geschlechtsspezifischen Ausgabenprofile der Krankenversicherer. Wirtschaftswissenschaftliche Diskussionspapiere 01/2000, Rechts- und Staatswissenschaftliche Fakultät, Ernst-Moritz-Arndt-Universität Greifswald.

Busse / Schwartz / Krauth (1995): Busse, R. / Schwartz, F. / Krauth, C.: Stationäre Leistungen für Versterbende im Vergleich zu Nicht-Versterbenden: Trends nach Alter. In: Das Gesundheitswesen, 57.Jhrg.,1995, S. 551.

Deutscher Bundestag (2002): Schlussbericht der Enquete-Kommission „Demographischer Wandel" – Herausforderungen unserer älter werdenden Gesellschaft an den einzelnen und die Politik. Bundestagsdrucksache 14/8800 vom 28.3.2002. Berlin und Bonn.

DZA (2004): Deutsches Zentrum für Altersfragen: Entwicklung im Erwachsenenalter und im Alter. URL: http://www.dza.de/download/ 01_Einfuehrung_WS0405.pdf (Zugriff: 15.11.2004).

Fries (1980): Fries, J.: Aging, Natural Death and the Compression of Morbidity. In: The New England Journal of Medicine, Jg. 303, S.130-135.

Fries (1983): Fries, J: The Compression of Morbidity. In: Mildbank Memorial Fund Quarterly, Jg. 61, S. 397-419.

Görres (1997): Görres, St.: Prävention und Integration. Die gesundheitliche Versorgung im Alter. In: DIFF (Hrsg.): Funkkolleg Altern. Studienbrief 6. Studieneinheit 17. Tübingen 1997, S. 1-46.

Kruse et al (2002): Kruse, A. / Gaber, E. / Heuft, G. / Oster, P. / Re, S. / Schulz-Nieswandt, F.: Gesundheit im Alter – Gesundheitsberichterstattung des Bundes. Heft 10. Robert Koch Institut (Hrsg.). Berlin 2002.

Kruse et al (2003): Kruse, A. / Knappe, E. / Schulz-Nieswandt, F. / Schwartz, F.-W. / Wilbers, J.: Kostenentwicklung im Gesundheitswesen: Verursachen ältere Menschen höhere Gesundheitskosten? AOK Baden-Württemberg. Heidelberg 2003.

Lauterbach / Stock (2001): Lauterbach, K.W. / Stock, S.: Zwei Dogmen der Gesundheitspolitik – Unbeherrschbare Kostensteigerung durch Innovation und demographischen Wandel? Gutachten für den Gesprächskreis Arbeit und Soziales der Friedrich-Ebert-Stiftung. Bonn 2001.

Reschke / Jacobs (1994): Reschke, P. / Jacobs, K.: GKV-Ausgabenprofile nach Alter und Geschlecht 1995. Gutachten im Auftrag des Bundesversicherungsamtes, IGES-Papier Nr. 94-42. Berlin 1994.

Schulz / König / Leid (2000): Schulz, E. / König, H.M. / Leid, R.: Auswirkungen der demographischen Alterung auf den Versorgungsbedarf im Krankenhausbereich. Modellrechnungen bis zum Jahr 2050. In: Wochenbericht des DIW 44/00. URL: http://www.diw.de/deutsch/produkte/publikationen/wochenberichte/docs/00 -44-1.html (Zugriff: 12.11.2004).

Schulz-Nieswandt (1997): Schulz-Nieswandt, F.: Versorgungsketten und Krankenhausinanspruchnahme älterer Menschen. Roderer Verlag. Regensburg 1997.

Schwartz et al (1999): Schwartz, F.W. / Bitzer, E.M. / Dörning, H / Grobe, T. / Krauth, C. / Schlaud, M. / Schmidt, T. Zielke, M.: Gutachten – Gesundheitsausgaben für chronische Krankheit in Deutschland – Krankheitskostenlast und Reduktionspotentiale durch verhaltensbezogene Risikomodifikation. Pabst Science Publishers. Lengerich 1999.

Stehen / Berg / Steen (1998): Stehen, G. / Berg, S. / Steen, B.: Cognitive Function in 70-Year-Old Men and Women. A 16-Year Cohort Difference Population Study. In: Aging (Milano) 10, S. 120–126.

Svanborg / Bergström / Mellström (1982): Svanborg, A. / Bergström, G. / Mellström, D.: Epidemiological Studies on Social and Medical Conditions of the Elderly. Report on a Survey. EURO Reports and Studies 62. WHO. Kopenhagen 1982.

TK-Spezial (2004): TK-Spezial – Informationen zu Krankenversicherung und Gesundheitswesen. Ausgabe 4/2004. Techniker Krankenkasse Baden-Württemberg. URL: www.peter-imandt.de/archiv/gesundheit/text/text.html (Zugriff: 8.11.2004).

Ulrich (2003): Ulrich, V.: Demographische Effekte auf Ausgaben und Beitragssatz der GKV. Wirtschaftswissenschaftliche Diskussionspapiere Juni 2003, Rechts- und Staatswissenschaftliche Fakultät, Universität Bayreuth.

Verbrugge (1984): Verbrugge, L.M.: Longer Life but Worsening Health? Trends in Health and Mortalitiy of Middleaged and Older Persons. In: Milbank Memorial Fund Quarterly, 62. Jg, S. 475-519.

Wasem / Hessel (2003): Wasem, J. / Hessel, F.: Die Krankenversicherung in einer alternden und schrumpfenden Gesellschaft. Verlag Versicherungswirtschaft. Karlsruhe 2003.

Wasem / Hessel / Gress (2003): Wasem, J. / Hessel, F. / Gress, S.: Generationengerechtigkeit und Krankenversicherung. In: Verband Deutscher Rentenversicherungsträger (Hrsg.): Generationengerechtigkeit – Inhalt, Bedeutung und Konsequenzen für die Alterssicherung. Jahrestagung 2003 des Forschungsnetzwerkes Alterssicherung (FNA) am 4. und 5. Dezember 2003 in Erfurt. DRV-Schriften Band 51. Frankfurt 2004, S.117-124.

WHO (1998): World Health Organisation: The World Health Report 1998. Genf 1998.

Wiesner (2001): Wiesner, G.: Der Lebensverlängerungsprozess in Deutschland. Stand – Entwicklung – Folgen. Beiträge zur Gesundheitsberichterstattung des Bundes. Robert-Koch-Institut. Berlin 2001.

Wikipedia (2004): Wikipedia.de: Das Stress-Coping-Modell. URL: http://de.wikipedia.org/wiki/Krankheitsmodell#Das_Stress-Coping-Krankheitsmodell (Zugriff: 13.11.2004).

Zweifel / Eisen (2003): Zweifel, P. / Eisen, R.: Versicherungsökonomie. Springer Verlag. Heidelberg 2003.

Zweifel / Felder / Meier (1996): Zweifel, P. / Felder, S. / Meier, M.: Demographische Alterung und Gesundheitskosten. Eine Fehlinterpretation? In: Oberender, Peter (Hrsg.): Alter und Gesundheit. Nomos Verlagsgesellschaft. Baden-Baden 1996. S. 29-46.